CONSIDÉRATIONS PRATIQUES

SUR LA GRIPPE.

ON TROUVE CHEZ LE MÊME LIBRAIRE :

AMUSSAT. Leçons sur les rétentions d'urine causées par les rétrécissemens du canal de l'urètre, et sur les maladies de la prostate, publiées sous ses yeux par M. A. PETIT (de l'île de Ré), docteur en médecine de la Faculté de Paris. *Paris*, 1832, 1 volume in-8, br. avec 3 planches. 4 fr. 50 c.

BRIERRE DE BOISMONT. Anthropotomie, ou traité élémentaire d'anatomie, contenant, 1° les préparations anatomiques ; 2° l'anatomie descriptive ; 3° l'embryologie, 4° les principales régions du corps humain, avec des notes extraites du cours de PH. FRÉD. BLANDIN, agrégé à la Faculté de médecine de Paris, nouvelle édition. *Paris*, 1832, un fort volume br. 7 fr.

BRIERRE DE BOISMONT. Considérations médico-légales sur l'interdiction des aliénés présentées à l'Académie royale des sciences. *Paris*, 1830, in-8, br. 1 fr. 50 c.

BRIERRE DE BOISMONT. Relation historique et médicale du Choléra-Morbus de Pologne, comprenant l'apparition de la maladie, sa marche, ses progrès, ses symptômes, son mode de traitement et les moyens préservatifs. *Paris*, 1832, 1 volume in-8 avec une carte. 5 fr.

BRIERRE DE BOISMONT. Des premiers secours à donner aux personnes atteintes du Choléra-Morbus et des moyens préservatifs. *Paris*, 1832, in-8, br. 25 cent.

BRIERRE DE BOISMONT. Des établissemens d'aliénés en Italie. *Paris*, 1833, in-8, br. 2 fr.

CAMPAIGNAC (J. A. J.). Considérations sur la GRIPPE, maladie épidémique qui a régné à Paris en juin 1831, in-8, br. 1 fr. 50 c.

DESMYTERRE. Tableaux synoptiques d'histoire naturelle médicale, et pharmaceutique ou phytologie et zoologie envisagée sous les rapports anatomiques, physiologiques, taxonomiques, chimiques, pharmaceutiques et thérapeutiques, etc., 2e édition. *Paris*, 1833, un volume grand in-8 avec 600 figures gravées. 9 fr.

LEPELLETIER (de la Sarthe). Traité complet sur la maladie scrofuleuse et les différentes variétés qu'elle peut offrir : ouvrage renfermant toutes les opinions des auteurs sur cette affection, sa théorie naturelle, ses causes, ses symptômes et ses complications ; les principes généraux de l'éducation la plus propre à garantir les enfans de cette fâcheuse maladie ; enfin l'exposition de tous les moyens conseillés dans cette circonstance ; le traitement curatif de la diathèse écrouelleuse simple, celui de cette même diathèse compliquée d'une irritation ou d'une inflammation locale. *Paris*, 1830, in-8, br. 7 fr.

LEROY (ALPH.). Manuel des goutteux et des rhumatisans, ou recueil de remèdes contre ces maladies, 2e édition augmentée de la traduction de l'ouvrage du docteur *Tavares*, sur un art nouveau de guérir les paroxysmes de la goutte, et de la preuve qu'elle siége primitivement dans les nerfs dont l'état social modifie l'organisation et la sensibilité. *Paris*, 1830, in-18, br. 3 fr.

NOUVEAU TRAITÉ DES HÉMORRHOÏDES, ou exposé des symptômes, du diagnostic, de la marche, du pronostic, des causes et du traitement de cette fâcheuse maladie, suivi d'un formulaire de prescriptions médicamenteuses employées chez les hémorrhoïdaires, par C. S., docteur en médecine de la Faculté de Paris. *Paris*, 1830, un volume in-8, br. 3 fr.

Nouveaux conseils aux femmes sur l'âge prétendu critique, ou conduite à tenir lors de la cessation des *règles*, 3e édition, augmentée de nouvelles considérations sur la première apparition des *règles*, les dérangemens de la *menstruation* et sur les *flueurs blanches*. *Paris*, 1829, in-8, br. 2 fr.

CONSIDÉRATIONS PRATIQUES

SUR LA GRIPPE,

SON HISTOIRE,

SA NATURE ET SON TRAITEMENT,

PAR A. BRIERRE DE BOISMONT,

Docteur en médecine de la Faculté de Paris, chevalier des ordres de la Légion-d'Honneur et du Mérite-Militaire de Pologne ; ancien Médecin des hôpitaux de Paris et de Varsovie ; Membre correspondant de l'Académie royale des sciences, belles-lettres et arts de Rouen, etc., etc.

Prix : 50 centimes.

PARIS,

CHEZ GERMER BAILLIÈRE, LIBRAIRE,

RUE DE L'ÉCOLE-DE-MÉDECINE, N° 13 BIS ;

ET CHEZ L'AUTEUR, RUE DE GRENELLE-ST-HONORÉ, N° 29.

1833

ON TROUVE CHEZ LE MÊME LIBRAIRE :

AMUSSAT. Leçons sur les rétentions d'urine causées par les rétrécissemens du canal de l'urètre, et sur les maladies de la prostate, publiées sous ses yeux par M. A. PETIT (de l'île de Ré), docteur en médecine de la Faculté de Paris. *Paris*, 1832, 1 volume in-8, br. avec 3 planches. 4 fr. 50 c.

BRIERRE DE BOISMONT. Anthropotomie, ou traité élémentaire d'anatomie, contenant, 1° les préparations anatomiques ; 2° l'anatomie descriptive ; 3° l'embryologie, 4° les principales régions du corps humain, avec des notes extraites du cours de PH. FRÉD. BLANDIN, agrégé à la Faculté de médecine de Paris, nouvelle édition. *Paris*, 1832, un fort volume br. 7 fr.

BRIERRE DE BOISMONT. Considérations médico-légales sur l'interdiction des aliénés présentées à l'Académie royale des sciences. *Paris*, 1830, in-8, br. 1 fr. 50 c.

BRIERRE DE BOISMONT. Relation historique et médicale du Choléra-Morbus de Pologne, comprenant l'apparition de la maladie, sa marche, ses progrès, ses symptômes, son mode de traitement et les moyens préservatifs. *Paris*, 1832, 1 volume in-8 avec une carte. 5 fr.

BRIERRE DE BOISMONT. Des premiers secours à donner aux personnes atteintes du Choléra-Morbus et des moyens préservatifs. *Paris*, 1832, in-8, br. 25 cent.

BRIERRE DE BOISMONT. Des établissemens d'aliénés en Italie. *Paris*, 1833, in-8, br. 2 fr.

CAMPAIGNAC (J. A. J.). Considérations sur la GRIPPE, maladie épidémique qui a régné à Paris en juin 1831, in-8, br. 1 fr. 50 c.

DESMYTERRE. Tableaux synoptiques d'histoire naturelle médicale, et pharmaceutique ou phytologie et zoologie envisagée sous les rapports anatomiques, physiologiques, taxonomiques, chimiques, pharmaceutiques et thérapeutiques, etc., 2e édition. *Paris*, 1833, un volume grand in-8 avec 600 figures gravées. 9 fr.

LEPELLETIER (de la Sarthe). Traité complet sur la maladie scrofuleuse et les différentes variétés qu'elle peut offrir : ouvrage renfermant toutes les opinions des auteurs sur cette affection, sa théorie naturelle, ses causes, ses symptômes et ses complications ; les principes généraux de l'éducation la plus propre à garantir les enfans de cette fâcheuse maladie ; enfin l'exposition de tous les moyens conseillés dans cette circonstance ; le traitement curatif de la diathèse écrouellense simple, celui de cette même diathèse compliquée d'une irritation ou d'une inflammation locale. *Paris*, 1830, in-8, br. 7 fr.

LEROY (ALPH.). Manuel des goutteux et des rhumatisans, ou recueil de remèdes contre ces maladies, 2e édition augmentée de la traduction de l'ouvrage du docteur *Tavares*, sur un art nouveau de guérir les paroxysmes de la goutte, et de la preuve qu'elle siége primitivement dans les nerfs dont l'état social modifie l'organisation et la sensibilité. *Paris*, 1830, in-18, br. 3 fr.

NOUVEAU TRAITÉ DES HÉMORRHOÏDES, ou exposé des symptômes, du diagnostic, de la marche, du pronostic, des causes et du traitement de cette fâcheuse maladie, suivi d'un formulaire de prescriptions médicamenteuses employées chez les hémorrhoïdaires, par C. S., docteur en médecine de la Faculté de Paris. *Paris*, 1830, un volume in-8, br. 3 fr.

Nouveaux conseils aux [illegible]s sur l'âge prétendu critique, ou conduite à tenir lors de la cessation des *règles*, 3e édition, augmentée de nouvelles considérations sur la première apparition des *règles*, les dérangemens de la *menstruation* et sur les *flueurs blanches*. *Paris*, 1829, in-8, br. 2 fr.

CONSIDÉRATIONS PRATIQUES

SUR LA GRIPPE,

SON HISTOIRE,

SA NATURE ET SON TRAITEMENT,

PAR A. BRIERRE DE BOISMONT,

Docteur en médecine de la Faculté de Paris, chevalier des ordres de la Légion-d'Honneur et du Mérite-Militaire de Pologne; ancien Médecin des hôpitaux de Paris et de Varsovie; Membre correspondant de l'Académie royale des sciences, belles-lettres et arts de Rouen, etc., etc.

Prix: 50 centimes.

PARIS,

CHEZ GERMER BAILLIÈRE, LIBRAIRE,

RUE DE L'ÉCOLE-DE-MÉDECINE, N° 13 BIS;

ET CHEZ L'AUTEUR, RUE DE GRENELLE-ST-HONORÉ, N° 29.

1833

CONSIDÉRATIONS PRATIQUES

SUR LA GRIPPE,

Son Histoire, sa Nature et son Traitement.

PARTIE HISTORIQUE.

A des époques indéterminées, et qui souvent n'offrent rien de caractéristique dans les influences extérieures, on voit survenir des maladies aussi remarquables par leur marche que par le grand nombre d'individus qu'elles atteignent. Ces maladies, qu'on a désignées sous le nom d'épidémies, ont été, sous le rapport de leur origine, l'objet des travaux constans des médecins; mais, malgré l'activité de leurs recherches, la question est encore enveloppée d'une extrême obscurité. Notons cependant une particularité singulière, et qui n'avait point échappé à Pline, c'est que, à quelques exceptions près, elles procèdent toutes en avançant du nord-est au sud-ouest.

L'épidémie dont nous allons essayer de tracer l'histoire a été observée il y a plusieurs siècles; aussi croyons-nous qu'il ne sera pas sans intérêt pour l'étude des causes occasionnelles, des symptômes, de la nature et du traitement de cette maladie, de passer en revue ses diverses apparitions.

Les premières épidémies catarrhales dont on trouve quelques vestiges dans les écrits de Pasquier, de Thou et de Mézeray, sont celles de 1411 et de 1467; mais il faut arriver à l'année 1510 pour avoir une description un peu étendue de cette affection. Les médecins de l'époque, dit Schenkius, la regardèrent comme nouvelle. Les uns l'appelaient céphalalgie catarrhale, les autres toux ou catarrhe. Plusieurs lui donnèrent le nom de coqueluche, parce que ceux qui en étaient attaqués étaient obligés de se couvrir la tête d'une coqueluche ou coqueluchon. En 1557 l'Europe fut frappée d'une grande épidémie catarrhale. Beaucoup d'individus succombèrent; mais elle ne fut pas également meurtrière dans tous les endroits où elle sévit. Les vieillards et les enfans en furent atteints de la manière la plus grave. Les personnes de la classe pauvre en furent surtout les victimes. On l'appelait encore la coqueluche. Ceux qui guérissaient avaient une sueur fétide qui ruisselait de tous les membres. En 1574, dit Baillon, le vent du midi avait régné tout l'été et l'automne. Ces deux saisons avaient été très pluvieuses. La maladie s'annonça par des quintes qui duraient plusieurs heures; elle fut accompagnée d'abondantes hémorrhagies, phénomène rare dans les catarrhes sporadiques.

En 1580 une épidémie plus étendue sévit dans toute l'Europe et en Asie. Elle fut réputée contagieuse, et les faits cités à l'appui sont de nature à donner de la vraisemblance à cette opinion. Elle était caractérisée par de la céphalalgie, de la fièvre, une toux sèche et de l'expectoration. Cette maladie attaquait indifféremment presque tout le monde. Peu lui échappaient, mais il en mourut à peine un sur mille. Il ne périt que ceux qui avaient dans les viscères des lésions organiques, ou ceux qui s'étaient fait tirer du sang. Forestus dit cependant que la saignée convient si on l'emploie dans les premiers momens de l'invasion, si les individus sont pléthoriques, s'il y a une véritable inflammation. Les années 1658, 1669, 1676 et 1702 furent également marquées par des épidémies catarrhales. Sydenham nous a laissé une bonne description de celle de 1676. Ce praticien célèbre prescrivait la saignée et les boissons délayantes. L'épidémie de 1729, décrite par Hoffman, fut accompagnée d'exanthèmes, de pétéchies, de purpura. Il l'attribue aux changemens fréquens dans la constitution de l'air. Il recommande de ne point laisser les malades sur leur séant, parce qu'ils perdaient facilement connaissance s'ils restaient quelque temps dans cette position. Hoffman prescrivait les délayans, les purgatifs légers, les diaphorétiques et les infusions théiformes, rarement la saignée.

En 1732 la grippe se montra avec beaucoup de violence. Plusieurs individus eurent des diarrhées sanguinolentes. Cet accident arriva principalement à ceux qui n'avaient pas été suffisamment saignés dès les premiers jours de la maladie. Tous les malades avaient de la disposition à la sueur, et ils en étaient soulagés. Les purgatifs étaient employés avec succès. Avant que cette maladie se déclarât parmi les hommes, les chevaux furent généralement attaqués de morve. Jussieu l'a désignée sous le nom de *follette*.

1734, 1735, 1736, 1737 et 1741 furent également signalés par des épidémies catarrhales.

En 1743 il y eut un rhume épidémique dont Sauvage nous a fait une description succincte. On lui donna le nom de *grippe*, et c'est peut-être la première époque de cette dénomination. L'expectoration se faisait le cinquième jour et les malades étaient guéris le neuvième. Les vieillards mouraient du neuvième au onzième jour. Sauvage prescrivait le premier jour deux saignées, le deuxième jour un émétique, le troisième une saignée, le quatrième un julep narcotique. Jusqu'au neuvième jour il donnait un mélange de kermès minéral, de tartre vitriolé et d'antimoine diaphorétique. Huxham en a tracé un bon tableau; il dit que les morts allaient quelquefois à plus de mille en une semaine à Londres. Il n'oublie pas d'observer que, depuis trois mois, il régnait parmi les bestiaux une maladie épidémique. La saignée au début de la maladie était toujours utile; rien ne soulageait mieux qu'un léger émétique après la saignée; il emportait souvent tous les accidens; la plus grande partie des malades eut des sueurs douces; le cinquième jour il ne restait qu'un épuisement assez considérable. Les boissons usitées étaient le petit-lait, les décoctions d'orge, d'avoine, l'infusion de lierre terrestre, de tussilage et de réglisse. Souvent il s'établissait une diarrhée critique. Les remèdes qui réussirent le mieux furent la saignée faite à l'instant, les ventouses, les vésicatoires, les lavemens, des boissons chaudes et délayantes. L'opium, à petite dose, au commencement de la nuit, arrêtait singulièrement la toux. Lorsqu'il y avait de la faiblesse, de la langueur, on administrait le quinquina. Cette épidémie fut appelée *baraquette, grippe, petite poste, petit courrier.*

Le printemps et l'été de 1775 avaient été très secs et très chauds; mais l'automne fut pluvieux et l'atmosphère était presque continuellement chargée de brouillards souvent fétides. A la fin de novembre, la maladie catarrhale commença à se déclarer; cette épidémie est remarquable en ce qu'elle fut bien observée en beaucoup d'endroits : elle se montra dans le nord en Pologne, en Saxe; gagna l'Allemagne, la Suisse et la Hollande; elle cessa en Pologne et se montra en Angleterre, où elle sévit en décembre et janvier; elle revint sur elle-même et fondit sur la Flandre. A la fin de janvier elle parut à Paris; en février elle existait en Italie; vers la fin du mois elle se trouvait au Pérou et au Mexique.

Une autre épidémie apparut vers la fin du printemps en Allemagne; elle était connue sous le nom d'*influenza;* en été elle régna en Hongrie et en Italie; elle se montra en automne à Paris; en novembre elle était à Londres. A la même époque un observateur décrivit dans l'île Bourbon une maladie semblable, ce qui prouve que ces affections se transmettent autrement que par contagion.

L'année 1779 avait été tantôt excessivement sèche, tantôt excessivement humide; les ouragans très fréquens; le thermomètre descendait et remontait avec précipitation; les variations de température étaient excessivement brusques. Une année aussi inconstante devait amener des suppressions de transpiration : aussi vit-on se déclarer une épidémie catarrhale en janvier à Paris; elle avait commencé en Flandre; dans les premiers jours de février elle était en Angleterre. Des vaisseaux en furent atteints au milieu de l'Océan pacifique; en arrivant à Canton et à la côte de Coromandel, les équipages apprirent que depuis quelque temps la même maladie y existait.

En 1782 on observa la russe, qui commença à Saint-Pétersbourg un jour où survint un très brusque changement de température. Dans l'espace de quelques jours 40,000 personnes en furent atteintes. On cite une autre épidémie à Londres où, vingt jours au plus tard après le commencement de la maladie, presque toute la ville en était attaquée. Nous voyons ensuite la russe voyager en Suède, en Danemark, en Saxe; au printemps elle se montre à Prague, à Berlin; au commencement de mai elle paraît sous l'influence d'un temps froid à Vienne; en été elle existe dans les villes de l'Allemagne; une fois l'automne arrivée, l'épidémie se partage en deux branches, dont l'une se dirige vers la Hollande et l'Angleterre, et l'autre gagne l'Italie par le Tyrol. Depuis cette épidémie plusieurs autres ont régné; les principales sont celles de 1830 et de 1831.

Si nous cherchons maintenant à saisir quelques traits généraux de ces maladies, nous serons d'abord frappé de la diversité de leur étendue, de l'espèce de régularité de leur marche, en vertu de laquelle la plupart partent d'un point toujours le même pour se prolonger dans d'autres points presque toujours semblables. Nous constaterons que dans l'immense majorité des cas la maladie ne traverse jamais un pays pour y revenir pendant son cours jusqu'à l'apparition d'une nouvelle épidémie. En général elles se propagent du nord-est au sud-ouest. Les unes mettent un temps remarquable à s'étendre, les autres se répandent avec une rapidité extrême; dans quelques cas même toute l'Europe a pu se trouver simultanément envahie. Leur mode de propagation parait plutôt tenir à une influence atmosphérique qu'à la contagion; cependant si l'on observe ce qui se passe dans les petits endroits où chacun se connait, les faits viennent jeter de l'incertitude dans les esprits. Les symptômes sont loin d'être toujours les mêmes. Dans certains cas, par exemple, d'autres appareils se prennent assez fortement pour faire jouer à la bronchite un rôle secondaire; c'est ainsi qu'on voit l'innervation, la digestion, la circulation présenter des phénomènes extrêmement tranchés. Ces épidémies ne sont pas d'ailleurs toujours simples, elles offrent dans plusieurs circonstances des complications graves; ainsi on a constaté des hémorrhagies bronchiques, gastriques, intestinales; des hydropisies, des sueurs abondantes, des hémorrhagies cérébrales.

Considérées sous le rapport de leur intensité ces épidémies n'ont, en général, rien présenté de grave. Plusieurs cependant ont eu des résultats fâcheux pour les enfans, les vieillards, les individus malheureux, et surtout pour ceux qui avaient auparavant la poitrine délicate.

Ces notions préliminaires établies, esquissons rapidement les principaux traits de la nouvelle épidémie qui vient d'éclater parmi nous.

DESCRIPTION DE LA MALADIE.

A l'imitation de ceux qui nous ont précédé, nous croyons devoir dire quelques mots de l'état de l'atmosphère pendant le cours de cette année. L'hiver a été généralement froid, humide et pluvieux; le printemps a été beau pendant une partie de mars, mais le temps a brusquement changé au commencement d'avril, tout ce mois a été constamment pluvieux, très froid, sombre, il a tombé de la neige, de la grêle. Sous l'influence de ces variations continuelles il s'est déclaré un nombre considérable de maladies inflammatoires des voies pulmonaires; on peut dire, sans être taxé d'exagération, qu'il y a eu une épidémie de pleurésies et de pneumonies. Dans le service de M. Horteloup, à l'Hôtel-Dieu, le nombre de ces maladies dans l'espace de six semaines a été d'environ cinquante. Elles se sont montrées en grand nombre dans les autres salles, et particulièrement dans celle de M. Trousseau.

C'est après avoir été pour ainsi dire préparée par ces grandes maladies des organes de la respiration que la Grippe a éclaté. Son apparition date environ de la fin d'avril.

Symptômes précurseurs. La Grippe se manifeste, en général, d'une manière soudaine. Son début est très variable; dans la plupart des cas cependant une faiblesse remarquable précède les autres phénomènes; cette faiblesse se fait surtout sentir vers les jarrets et les mollets. Plusieurs individus ont des vertiges, des étourdissemens; beaucoup se plaignent d'un rhume de cerveau. Ces premiers symptômes, véritables éclaireurs du mal, présentent de nombreuses différences sous le rapport de la marche et de l'intensité; dans quelques circonstances ils manquent. Mais si la maladie fait des progrès, on voit se dessiner une autre série de phénomènes que nous allons partager en ceux qui sont propres à la respiration, à l'innervation, à la circulation, à la digestion et aux sécrétions.

Respiration. Chez beaucoup de personnes la voix devient enrouée, rauque, parfois l'aphonie est presque complète. Une extrême oppression, un sentiment de resserrement vers la base de la poitrine, vers le larynx, accompagnent les phénomènes que nous venons de décrire. Cette dernière sensation était surtout prononcée chez madame la vicomtesse d'A...., femme du célèbre auteur de ce nom. A ces symptômes se joint une toux sèche, convulsive, sonore, fatigante, sans expectoration d'abord, qui dure plus ou moins long-temps. Chez madame de B.... elle avait la plus grande analogie avec la coqueluche. L'expectoration paraît enfin d'abord blanchâtre, puis jaunâtre : elle peut être liquide, de couleur et de consistance de purée, brunâtre, rouillée, sanguinolente. J'ai vu dans plusieurs cas des hémopthysies se manifester. Chez un assez grand nombre de malades les crachats restent constamment blancs et spumeux. J'ai ausculté et percuté la poitrine avec le plus grand soin, presque toujours le son est clair; dans quelques cas cependant il est légèrement obscur. Le plus ordinairement la respiration est naturelle, parfois rare, profonde, exigeant une grande inspiration, mêlée à un râle sibilant, muqueux.

Le mal de gorge affecte la plupart des maladies; il s'annonce par une sensation de picotement et de gêne vers l'isthme du gosier; la partie antérieure du cou n'est pas à beaucoup près si douloureuse qu'on l'observe dans les angines tonsillaires. Le fond de la gorge est le plus souvent rosé, sans engorgement.

Innervation. Des phénomènes nerveux locaux ou généraux

surviennent dans quelques circonstances; ainsi on voit se manifester des douleurs à l'occiput, à la nuque, aux oreilles, aux joues, aux gencives. Les vertiges, les éblouissemens, la faiblesse s'observent chez un grand nombre de personnes, souvent même ce sont les seuls signes de l'influence. Des douleurs se font quelquefois sentir dans toutes les parties du corps. J'ai eu occasion de noter chez plusieurs malades un sentiment d'ardeur, de chaleur et de sécheresse dans l'intérieur de la bouche, sans que le muqueux buccal offrît la plus légère trace d'inflammation. Parmi ces phénomènes il en est un surtout qui m'a frappé par sa fréquence, je veux parler du malaise indéfinisable qu'éprouvent les individus qui sont fortement atteints de la grippe; ils ne peuvent rester en place, sont continuellement agités, ils se plaignent d'un brisement général et cherchent sans cesse une nouvelle position. La figure dans ces cas surtout mérite une attention particulière : dès l'apparition du mal elle exprime l'abattement, l'anxiété, la souffrance; les joues se colorent quelquefois, mais les yeux conservent un certain caractère de fatigue. La physionomie se couvre souvent d'une pâleur remarquable. Chez beaucoup de personnes, en peu de jours, il y a amaigrissement sensible, les yeux sont enfoncés. Cet amaigrissement est quelquefois général.

Digestion. Il n'est pas rare de voir la maladie débuter par du dégoût, des vomissemens; mais le plus ordinairement ces accidens surviennent durant le cours de la Grippe, et surtout à l'époque où l'affection est la plus intense; si on examine la langue on la trouve jaune ou blanchâtre, souvent naturelle; l'inappétence, l'empâtement de la bouche sont des phénomènes fort communs. Dans plusieurs cas j'ai vu le dévoiement survenir.

Circulation. Les temporales présentent souvent un battement exagéré, et, chose singulière, alors le pouls, les battemens du cœur sont presque naturels; mais dans d'autres circonstances le pouls s'élève et devient plein vers le soir. Dans un cas il m'a présenté une irrégularité bien marquée : le malade qui offrait cette disposition était un officier de cavalerie fort et vigoureux.

Il se plaignait d'un malaise général, d'une douleur très vive, les battemens artériels étant fréquens et intermittens. Je lui pratiquai une saignée, le lendemain la Grippe était déclarée et le pouls avait repris sa régularité. On constate souvent une chaleur très grande de la peau et une agitation marquée.

Des hémorrhagies nasales plus ou moins abondantes se manifestent dans plusieurs cas, tantôt au début du mal, tantôt au contraire lorsque la céphalalgie et les autres symptômes sont parvenus à leur plus haut degré. Madame ....., en proie à une agitation successive depuis deux jours, s'est trouvée considérablement soulagée par des épistaxis. M. le vicomte de ..... a vu la Grippe s'annoncer par des saignemens au nez qui ont fait avorter la maladie. Chez un enfant de trois ans l'hémorrhagie nasale a été le signal du retour à la santé.

Des sueurs plus ou moins copieuses, qui quelquefois durent long-temps, ont lieu dans presque tous les cas. Dans quelques circonstances elles se montrent au début, mais le plus ordinairement elles paraissent vers le déclin, sans pour cela qu'on puisse dire qu'elles soient constamment critiques, quoiqu'elles présentent plusieurs fois cette disposition. Les urines sont tantôt très colorées, tantôt très limpides; la coloration foncée se remarque surtout lorsqu'il y a eu un mouvement fébrile. Quelques malades offrent une espèce de suppression.

La nature de la Grippe mérite de fixer notre attention. Est-ce une maladie franchement inflammatoire ou purement nerveuse? Les symptômes, les causes occasionnelles me portent à croire que c'est un mélange de ces deux élémens. Quelquefois l'élément nerveux existe seul; dans d'autres cas c'est l'élément inflammatoire qui domine, mais le plus ordinairement ils sont tous les deux réunis. Le traitement ne paraît laisser aucune incertitude à cet égard. Nous voyons d'ailleurs par l'exposé historique que la Grippe s'est plusieurs fois montrée sous cette forme, et qu'on en a triomphé par des moyens antiphlogistiques et calmans.

Les variations atmosphériques paraissent favoriser le développement de la Grippe, sans toutefois qu'on puisse leur attribuer une influence spéciale. Quant à la cause première, elle est entièrement inconnue. L'âge, le sexe, la constitution, la profession, la condition ne présentent rien de particulier; l'enfant, l'adulte, le vieillard, les femmes, les riches, les pauvres, les militaires en sont tous également atteints. Le refroidissement peut, dans un grand nombre de cas, être considéré comme la cause occasionnelle de la maladie. On n'a point noté qu'il y eût des quartiers plus atteints que d'autres; la maladie se montre dans tous.

Le siége de la Grippe est spécialement dans la membrane des voies aériennes; c'est ce qu'annoncent le rhume de cerveau, le sentiment de contraction du larynx, l'irritation du poumon, mais il peut aussi résider dans la membrane gastro-intestinale.

La Grippe se manifeste en général d'une manière soudaine. Je l'ai vu se propager si rapidement dans les mêmes maisons que le mot contagion est venu résonner à mes oreilles. Mais dans l'état actuel de nos connaissances une telle croyance serait absurde; aussi nous sommes-nous empressés de repousser cette idée! La marche de cette maladie est en général continue, sa durée est le plus ordinairement courte; lorsqu'elle est légère, elle disparaît en un jour ou deux; le plus souvent elle dure de cinq à neuf jours. Plusieurs fois nous l'avons vu se prolonger un mois et même plus. Sous le rapport des rechutes, nous ferons remarquer que nous avons connu un grand nombre de personnes qui avaient été atteintes de la Grippe en 1831, et qui n'en ont point subi les atteintes cette année.

Traitement. —Trois degrés me paraissent devoir être établis dans le traitement de cette maladie : dans un premier degré l'affection est légère; dans le second elle est médiocre; dans le troisième elle se présente avec des phénomènes intenses.

La Grippe est-elle légère, il n'y a rien à prescrire; seulement le malade mangera un peu moins, et il évitera tous les excès qui pourraient donner de la gravité à son indisposition. Quelques toniques m'ont semblé dans ce cas dissiper les symptômes nerveux et surtout la faiblesse.

Lorsque la maladie est plus caractérisée, mais qu'il n'y a point encore de courbature, de brisement des membres, de céphalalgie, de mal de gorge et de toux trop intenses, il faut rester chez soi, prendre des boissons émollientes, éviter la fatigue et se nourrir légèrement. Deux ou trois jours de repos et de régime suffisent pour faire disparaître tous les accidens.

Mais lorsqu'il y a céphalalgie, malaise général, oppression, angine, toux fréquente, sèche et convulsive, accélération du pouls, chaleur brûlante, soif, on doit, dès le début, prescrire des bains de pied sinapisés, puis pratiquer une saignée proportionnée aux forces de l'individu ; une seconde est même quelquefois nécessaire lorsque le sujet est très pléthorique. On donne à boire au malade de l'eau de gomme, de mauve, de violette, et l'on varie ces boissons selon son goût; plusieurs personnes se trouvent bien des infusions de tilleul. Le soir on fait prendre un looch auquel on ajoute une once ou une demi-once de sirop de pavot blanc. Si la saignée ne calme point les accidens, on fait faire une application de 4, 8, 12, 20 sangsues, suivant l'âge et la force du malade, en haut du sternum, à l'endroit où s'insèrent les deux muscles sterno-cleïdo-mastoïdiens. Ce moyen est réellement souverain. Je l'ai vu dissiper comme par enchantement les quintes convulsives de la coqueluche; il m'a procuré les mêmes succès dans la Grippe. Je facilite son emploi par l'usage d'une potion calmante ainsi composée :

Eau distillée de mauve........................ 2 onces.
Idem. de tilleul........................ *idem.*
Sirop de fleur d'oranger........................ 1 once.
Sirop de diacode........................ demi-once.

dont le malade prend une cuillerée toute les heures.

Dans le cas où la langue est couverte d'un enduit saburral, j'administre 15 grains d'ipécacuanha dans un verre d'eau tiède, en trois prises, à dix minutes de distance chaque.

Il n'est pas rare de remaquer, à la fin de la maladie, de l'inappétence et du dégoût; on se trouve bien, dans ce cas de l'administration de la manne à la dose d'une once et demie à deux onces.

Si la toux persistait après la disparution des autres symptômes, il faudrait examiner avec soin l'état des organes thoraciques, et recommander l'application d'un vésicatoire si l'on avait le moindre doute.

FIN.

IMPRIMERIE DE E. DUVERGER,
RUE DE VERNEUIL, N° 4.

www.ingramcontent.com/pod-product-compliance
Ingram Content Group UK Ltd.
Pitfield, Milton Keynes, MK11 3LW, UK
UKHW021151230726
13926UKWH00001B/33